AF299694

ÉTUDE

LES POLYPES DERMOÏDES

DU PHARYNX

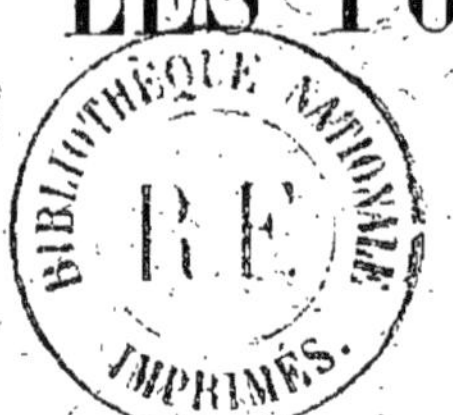

PAR

Le Dr Léon-Édouard DECLOUX

ANCIEN INTERNE DES HOPITAUX DE PARIS
MEMBRE ADJOINT DE LA SOCIÉTÉ ANATOMIQUE
MONITEUR D'ANATOMIE PATHOLOGIQUE A LA FACULTÉ

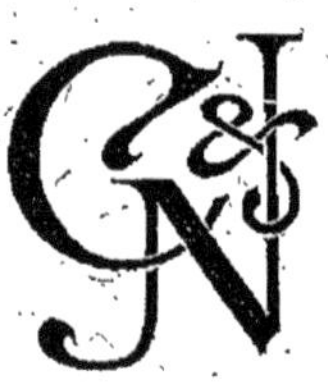

PARIS

GEORGES CARRÉ ET C. NAUD, ÉDITEURS
3, RUE RACINE, 3

1900

ÉTUDE

SUR

LES POLYPES DERMOIDES

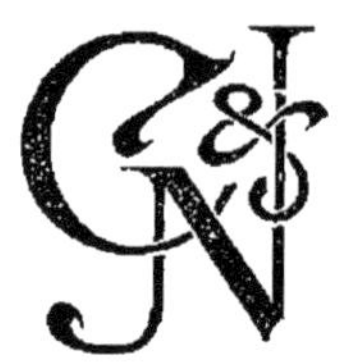

DU PHARYNX

PAR

Le D' Léon-Édouard DECLOUX

ANCIEN INTERNE DES HOPITAUX DE PARIS
MEMBRE ADJOINT DE LA SOCIÉTÉ ANATOMIQUE
MONITEUR D'ANATOMIE PATHOLOGIQUE A LA FACULTÉ

PARIS

GEORGES CARRÉ ET C. NAUD, ÉDITEURS

3, RUE RACINE, 3

—

1900

A LA MÉMOIRE DE MA CHÈRE MÈRE

A MON PÈRE

A MES MAITRES DANS LES HOPITAUX

M. LE DOCTEUR PEYROT

EXTERNAT

M. LE DOCTEUR NETTER
M. LE DOCTEUR DANLOS
M. LE DOCTEUR BOURCY
M. LE DOCTEUR BÉCLÈRE
M. LE DOCTEUR TROISIER
M. LE DOCTEUR DUGUET

INTERNAT

MM. LES DOCTEURS BAZY ; GUINARD
DUFLOCQ ; FLORAND ; THIÉRY ; BONNAIRE

MM. LES DOCTEURS BRAULT ET LETULLE

Hommage de notre profonde reconnaissance.

HISTORIQUE

Au mois d'août 1899, le Dr Gouguenheim reçut à l'hôpital Lariboisière une pièce anatomique enlevée par un de ses élèves le Dr Ripault de Dijon et étiquetée : polype congénital du pharynx. Le Dr Gouguenheim nous confia cette pièce et nous pria d'en faire l'examen histologique. Celui-ci nous montra qu'il s'agissait d'une tumeur constituée par un revêtement cutané avec un derme, et une partie centrale musculo-conjonctive : nous nous trouvions donc en présence d'un de ces polypes dermoïdes signalés par le Pr Lannelongue dans son traité des kystes congénitaux du cou, sous le nom de : *productions dermoïdes* situées dans la cavité buccale, et qui rentrent parmi les tumeurs relativement rares du pharynx. C'est cette rareté qui nous engagea à compléter l'étude de notre cas, à relever ceux qui avaient été publiés antérieurement et à en faire le sujet de notre thèse inaugurale.

Nous nous sommes limité aux observations concernant les productions dermoïdes sous forme de polypes au niveau du pharynx : nous avons éliminé de notre sujet toutes les autres variétés de tumeurs dermoïdes kystes ou tératomes complexes que l'on a signalées en ce point, ne voulant conserver dans cette étude un peu spéciale que les cas analogues au nôtre et susceptibles d'une seule et même explication pathogénique. D'autres productions identiques ont été décrites dans la cavité buccale ; nous rappellerons seulement les nôtres.

La première observation en date est celle de Ford (1); mais cette communication rapportée par Meckel (2) à propos d'un mémoire de ce dernier auteur sur les poils et les dents qui se développent accidentellement dans le corps, est réduite à deux lignes : aucun examen histologique ne fut pratiqué. Elle n'a donc que peu de valeur au point de vue scientifique.

Goschler (3), en 1865, fut le premier qui publia sur ce sujet une observation détaillée, l'examen histologique vérifia l'aspect macroscopique et compléta ce cas si curieux. Après lui Lambl (4), en l'année 1870, en signale un nouvel exemple. Son travail est analysé par Arnold (5) à propos de recherches auxquelles cet auteur se livra concernant une tumeur identique qu'il avait opérée sur une fillette de treize ans.

Otto Reinhardt, sous le titre de : une Épignathie (6), publia un autre cas analogue, mais où des malforma-

---

(1) Ford. *Med. commune*, vol. I, n° 31.
(2) Meckel. *Journal des connaissances médicales*, 1819.
(3) Goschler. *Allg. Wien. Med. Ztg.*, 1865, X, 344.
(4) Lambl. *Arch. f. Pathol. Anat.*, 1870, p. 516.
(5) Arnold. *Arch. f. Pathol. Anat.*, 1888, t. CXI, v, 176.
(6) Otto Reinhardt. *Arch. f. Gynæcol.*, 1878, bd. XIII, s. 176.

— 9 —

tions diverses de la face se montraient en même temps
que la tumeur pharyngée.

Après lui, viennent : la communication de Barton (1),
l'observation si détaillée d'Abraham donnant l'examen
histologique du cas précédent, et en signalant un autre
personnel (2), enfin celle de White (3) et celle de Schuchardt (4).

En 1886, M. le Pr Lannelongue rapporte dans l'important travail qu'il publia avec le Dr Achard (5), quelques-unes de ces observations. Il les réunit dans un seul
chapitre sous le titre de Productions dermoïdes situées
dans la cavité buccale. Dans un autre travail, publié en
1891 avec le Dr Ménard (6), le même auteur revient sur
ce sujet, ajoute quelques cas nouveaux, et complète ses
descriptions précédentes. C'est à lui, en somme, que nous
devons l'étude la plus complète qui ait paru sur le sujet
qui nous occupe.

Depuis son ouvrage, nous n'avons pu réunir que trois
cas nouveaux : celui de Richard Otto (7), celui de
W. de Roaldes (8) et enfin celui qui nous est personnel.

Pussacq Larcebau (9), dans sa thèse ; Broca, puis

---

(1) Barton. *Br. Med. Journ.*, 1880, v. II, p. 982.

(2) Abraham. *J. Phys. et Anat.*, 1881, p. 244.

(3) White. *Br. Med. Journ.*, 1881, p. 597.

(4) Schuchardt. *Centrabl. f. Chirurg.*, n° 41, 1884.

(5) Lannelongue et Achard. Tr des kystes congénitaux, 1886.

(6) Lannelongue et Ménard. Affections congénitales (tête et cou), 1891.

(7) Richard Otto. *Arch. f. Path. Anat.*, Berlin, 1889, CXV.

(8) W. de Roaldes. *N. Y. Med. Journ.*, p. 179, 1897.

(9) Pussacq-Larcebau. *Thèse*, Bordeaux, 1895.

Morestin dans les Traités de Chirurgie classiques, ont signalé quelques-unes de ces observations dans leurs différents articles ; mais sans en faire l'objet d'une étude spéciale.

Nous voyons donc que ces productions dermoïdes sont relativement rares ; leur nombre est même tellement limité qu'avant l'apparition du livre classique du P\' Lannelongue, bien des auteurs terminent leur relation par la constatation qu'ils n'ont pu, dans la bibliographie, retrouver de cas antérieur au leur, et qu'ils croient leur observation unique. Nous serons heureux si, par cette étude d'ensemble, nous pouvons attirer l'attention sur ces tumeurs, et contribuer pour une faible part à leur explication pathogénique.

Après un court chapitre rappelant l'anatomie et l'histologie normale de la région qui nous intéresse, nous étudierons les quelques points particuliers que présentent l'étiologie, la symptomatologie et l'anatomie pathologique de ces productions. Dans un chapitre plus développé nous insisterons sur l'évolution des arcs et des poches branchiaux, car la pathogénie de nos polypes ne peut, croyons-nous, se comprendre facilement, qu'après une étude un peu détaillée de ces formations embryonnaires. L'évolution, le diagnostic et le traitement seront complétés par les observations que nous avons pu réunir sur ce sujet.

CONSIDÉRATIONS ANATOMIQUES
ET HISTOLOGIQUES

Sous le nom de pharynx, on désigne avec tous les anatomistes l'extrémité supérieure en cul-de-sac du tube digestif; il s'étend depuis la base du crâne jusqu'à l'orifice supérieur de l'œsophage avec lequel il se continue. Par suite des rapports qu'il présente, on peut considérer au pharynx 3 portions :

Une portion *pharyngo-nasale* (cavité naso-tubaire de Poirier);

Une portion *pharyngo-buccale*;

Une portion *pharyngo-laryngienne*.

C'est au niveau de ces deux premières portions que se rencontrent le plus fréquemment les tumeurs qui font l'objet de notre étude.

En avant, l'espace pharyngo-nasal se continue avec les cavités nasales : deux légers replis de la muqueuse l'en séparent seulement : ce sont les plis salpingo-nasaux postérieurs et supérieurs (Poirier). Au-dessous des cavités nasales nous trouvons un voile musculo-membraneux : le voile du palais qui, suivant qu'il est contracté ou non, se rapproche plus ou moins de la face postérieure du pharynx. Les 2 piliers postérieurs, la luette à la partie moyenne, circonscrivent un orifice arrondi qui fera communiquer la cavité buccale et le pharynx. Inférieurement la base de la langue, les replis glosso-épiglottiques médians et latéraux, enfin le larynx contribueront à former la paroi antérieure de cette gouttière qui aboutit à la partie supérieure de l'œsophage. Sur la partie latérale, nous trouvons à la partie supérieure du pharynx, l'orifice de la trompe d'Eustache, en arrière d'elle une petite fossette, la fossette de Rosenmuller. On sait que celle-ci est susceptible de se développer d'une façon anormale et de constituer un diverticule, qu'on a désigné sous le nom de diverticule de Pertick. Broesike, en 1884, a signalé un cas de communication du fond de la fossette avec un diverticule du plancher de la trompe d'Eustache; ce diverticule se prolongeait jusqu'à la parotide. Nous insistons à dessein sur ces régions, car, nous le verrons au chapitre pathogénie, elles sont des plus importantes à connaître par suite des rapports que les fentes branchiales et les fistules branchiales présentent avec elles.

Signalons enfin à la partie supérieure de la voûte pharyngée une saillie, l'amygdale pharyngée, sillonnée de tractus plus ou moins développés. Chez l'enfant un des sillons est plus développé et aboutit à une sorte de cul-de-sac que forme la muqueuse en se dirigeant vers l'os basilaire : c'est la bourse pharyngienne.

Une couche muqueuse tapisse toute cette portion du pharynx, mais là encore par suite des modifications de structure que présente cette membrane épithéliale, on est amené à bien distinguer deux parties dans le pharynx : d'une part le *cavum des fosses nasales,* d'autre part le *pharynx guttural.* Dans le premier, la muqueuse rappelle par son épithélium cilié celui des fosses nasales ; par contre toute la paroi postérieure du pharynx et tout le pharynx guttural est tapissé d'un épithélium pavimenteux stratifié.

L'embryologie nous explique cette différence de structure. La bouche et l'extrémité supérieure du tube digestif se développent en effet aux dépens de deux parties absolument distinctes. Tout à fait au début de la période embryonnaire, l'intestin céphalique est séparé de la vésicule cérébrale antérieure par une membrane qui l'obture : c'est la membrane prépharyngienne de Remack. La vésicule antérieure, en s'infléchissant en avant, s'allonge, et vient recouvrir la partie supérieure de cette membrane, amenant ainsi la formation d'un cul-de-sac aux dépens duquel prendront naissance les fosses nasales et la bouche. Sur un embryon de 216 heures (Tourneux) (1), on voit cette membrane se résorber à sa partie moyenne, et déterminer une communication entre la portion qu'on désigne sous le nom de sinus naso-buccal et la partie moyenne de l'intestin céphalique. Cette membrane qui persiste primitivement donnera naissance au voile du palais primitif : elle disparaîtra complètement dans la suite. Néanmoins toute la partie du sinus naso-buccal, située en avant d'elle, est recouverte d'un épithélium prismatique cilié ; toute la partie rétro-membraneuse, c'est-à-dire le plancher de la bouche, la langue,

---

(1) Tourneux. Embryologie.

la région des amygdales et la partie buccale du pharynx formée aux dépens de l'intestin céphalique, est recouverte d'un épithélium pavimenteux stratifié. Plus tard, au niveau de la partie postérieure du pharynx nasal, on assistera à la disparition progressive des éléments ciliés, et à leur remplacement par l'épithélium pavimenteux.

Au-dessous de l'épithélium, nous trouvons quelques petites papilles saillantes. « Elles répondent, nous dit Renaut (1) à des petits relèvements du derme occupés par des bouquets vasculaires ascendants très simples. » Cette couche dermique est épaisse, elle circonscrit dans ses mailles des glandes mucipares, des pelotons adipeux, des fibres musculaires orientées dans différentes directions. Tous ces faisceaux musculaires sont striés. « Comme celle de la bouche et des fosses nasales, et quelle que soit la place exacte de la membrane pharyngienne limitant le stomœdum primitif, la paroi du pharynx réalise donc dans toute son étendue les caractères histologiques propres aux invaginations tégumentaires. »

Nous avons insisté longuement sur les caractères de cette membrane muqueuse, car nous tenions à bien montrer qu'en aucun endroit nous ne trouverons de portions normalement revêtues d'une couche analogue à la peau avec ses poils et ses glandes sudoripares : et cela aussi bien chez l'adulte que chez le fœtus. Par contre ce sont des caractères que nous verrons appartenir en propre aux productions dermoïdes que nous décrirons insérées à ce niveau.

---

(1) RENAUT. Tr. pratique d'Histologie.

ÉTIOLOGIE

Au point de vue étiologique, nous avons quelques particularités intéressantes à signaler.

Tout d'abord, ces productions dermoïdes sont toujours congénitales : elles sont liées, nous le verrons, à une malformation dans le développement des arcs branchiaux. Cependant, bien qu'elles prennent naissance pendant la vie intra-utérine, ce n'est pas toujours dans les jours qui suivent l'accouchement qu'on s'est rendu compte de leur présence. Dans plusieurs cas, ceux de White, d'Abraham, de Barton, d'Arnold par exemple, ce n'est que trois, six, treize et même vingt-deux ans après la naissance que le malade est venu consulter. Cette durée exceptionnelle s'explique par l'indolence absolue de la tumeur, ce n'est qu'au moment où elle vient à provoquer une série de troubles fonctionnels, que le porteur qui pouvait même ignorer son existence songe à s'en faire opérer.

Le sexe masculin ne paraît guère plus exposé que le sexe féminin. Si, dans nos observations, nous pouvons relever trois cas (Otto, Schuchardt, W. de Roaldes) appartenant à des garçons, par contre les observations de Barton, d'Abraham (2 cas), d'Arnold concernent des

filles. La statistique du reste ne peut être exacte; car
dans la plupart des comptes rendus, l'auteur indique
seulement qu'il s'agit d'un enfant nouveau-né, sans donner aucune indication particulière sur son sexe. Cette
question n'a qu'une faible importance.

Un autre point est plus intéressant à étudier. Existe-
t-il chez les sujets porteurs de ces polypes d'autres malformations congénitales; ou leurs parents en présen-
taient-ils d'analogues? Les relevés que nous avons faits
semblent bien montrer que l'influence héréditaire est
nulle; ce point a frappé les auteurs, et dans plusieurs
cas, ils ont tenu à signaler que l'enfant était indemne de
toute tare héréditaire. Cependant nous savons que ces
rapprochements sont souvent remarqués, et que fréquemment d'autres malformations, ayant avec les nôtres
de grands rapports, les fibro-chondromes branchiaux,
sont héréditaires.

Un seul cas, dans toutes nos observations, celui de
Goschler, présente d'autres malformations coexistant
chez le même sujet : le fœtus était anencéphale. Cette
rareté n'est cependant qu'apparente. Si nous étudions,
en effet, d'autres cas où des productions analogues aux
nôtres se montraient, mais en dehors du pharynx, nous
voyons que d'autres malformations accompagent fréquemment ces productions dermoïdes chez le même
individu.

Dans les observations de Clérault (1), de Mauché (2),

____

(1) Clérault. *Bul. Soc. Anat.*, 1874.
(2) Mauche. *Arch. de Virchow*, 1888.

d'Illera (1) où la tumeur s'insérait à la voûte palatine,
dans celle de Davis (2) où on la voyait naître du maxillaire supérieur, dans celle d'Arnold (3) où elle rejoignait
une autre tumeur siégeant sous la dure-mère, elles sont
notées. L'enfant présentait soit une fissure au niveau de la
voûte palatine, soit un bec-de-lièvre compliqué (cas de
Porack) (4), soit des adhérences de la tumeur à la langue,
à la voûte palatine ou au voile du palais, soit enfin une
division complète du voile.

Or nous verrons dans le chapitre consacré à la pathogénie que ces cas sont absolument identiques aux nôtres,
ils n'en diffèrent que par une variété de localisation
du polype. Tous sont susceptibles de la même explication pathogénique.

Ils nous laissent donc à penser que si, d'après nos
observations, l'absence des malformations congénitales
siégeant ailleurs qu'au pharynx paraît être la règle,
leur coexistence peut néanmoins se rencontrer et ne
devra pas surprendre si on la signalait dans des observations ultérieures.

Aucun des enfants ou adultes dont les cas font l'objet
de notre étude n'a succombé à la suite de l'intervention,
il n'a donc pas été possible de se rendre compte s'il
existait des malformations viscérales.

Quant à la cause véritablement déterminante de ces

---

(1) ILLERA. *The Lancet*, 1887, I, p. 742.
(2) DAVIS. *The Clinic*, 1874.
(3) ARNOLD. *Arch. f. path. anat.*, v. 50, p. 482.
(4) PORACK. *Arch. de Tocologie*, 1887.

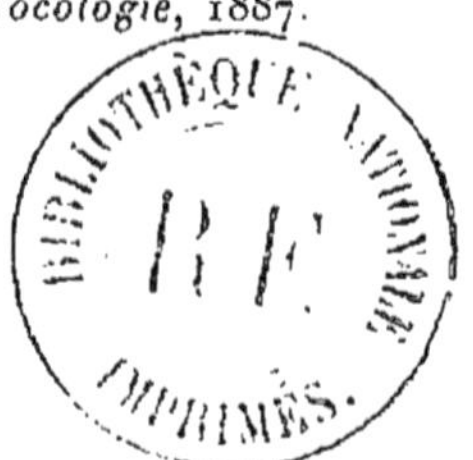

productions, il est impossible de la connaître. Les explications pathogéniques que nous donnerons seront déjà de pures hypothèses et s'il est bien difficile d'expliquer comment une chose a pu vraisemblablement se produire, à plus forte raison devra-t-on s'abstenir d'en donner le pourquoi, sous peine de se lancer dans des suppositions bien téméraires.

SYMPTOMATOLOGIE

Les polypes dermoïdes du pharynx présentent des
dimensions variées ; du volume d'un petit doigt de la
main d'un adulte en général, ils peuvent atteindre le
volume du pouce et même plus. Leurs dimensions
moyennes sont d'environ cinq à six centimètres de long
sur deux à trois de large.

Exceptionnellement sessiles, habituellement pédi-
culés, ils nous présentent donc à étudier deux parties :
un corps et *un pédicule.* Le corps ressemble généralement
à une poire, dont la grosse extrémité serait inférieure et
dirigée vers le pharynx ; cependant il peut être arrondi
comme une noisette ou présenter, par suite de l'adjonc-
tion d'autres masses arrondies, des formes variables.
Richard Otto compare l'aspect de sa tumeur à celui d'un
cœur de carte à jouer. Le pédicule est le plus souvent
assez long, mais beaucoup plus grêle que le corps. Il
mesurait dans le cas qu'il nous fut donné d'observer six
millimètres, tandis que le corps atteignait treize millimètres : donc plus du double. Nous ferons remarquer
que ces chiffres sont relatifs en ce qui nous concerne,

car la pièce nous fut remise après un assez long séjour dans l'alcool. Mais si nous admettons, ce qui est vraisemblable en raison de l'identité de structure des deux parties, que la rétraction a porté d'une façon égale sur tous les points, le rapport que nous donnons n'en est pas moins exact.

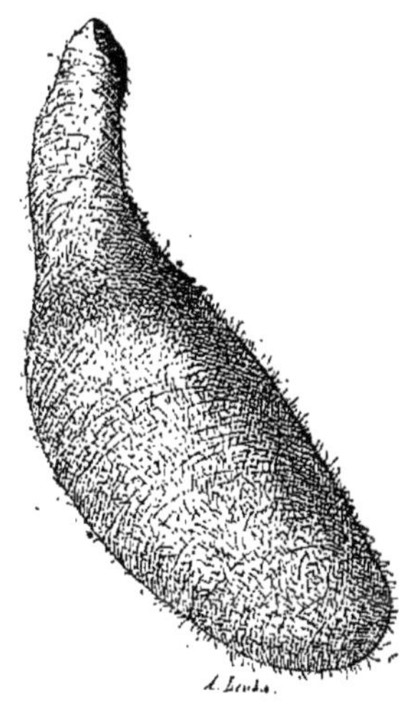

Fig. 1.

Le point où se fait l'insertion de ce pédicule est variable ; il peut se présenter soit au voisinage de la trompe d'Eustache, soit au niveau de la partie postérieure et supérieure du voile du palais, soit très bas à la face postérieure du pilier postérieur du voile du palais, soit à la partie postérieure et supérieure du pharynx. Cette dernière insertion est exceptionnelle, elle répond au cas de Schuchard ; mais nous ferons remarquer que dans plusieurs observations, l'insertion est loin d'être mentionnée d'une façon exacte, souvent même elle n'a pu être reconnue. — Cette difficulté qu'on éprouve à localiser le point d'implantation s'explique facilement, même après l'opération, par ce fait que le plus souvent l'intervention a été pratiquée chez des nouveau-nés, d'urgence, et qu'à cette époque, si le toucher n'a rien donné, l'examen du pharynx avec des instruments spéciaux est impossible.

La direction du polype est généralement un peu

oblique de haut en bas, et d'avant en arrière ; mais elle est pour ainsi dire fonction de son volume ; petit, il sera dégluti et suivra celle du pharynx ; trop gros, il sera rejeté en avant et fera saillie au niveau de la bouche entre les deux maxillaires.

Au point de vue des symptômes que ces tumeurs présentent, nous pouvons les ranger sous *trois chefs principaux* :

Symptômes physiques, comprenant les renseignements que fournissent la vue et le toucher ;

Symptômes fonctionnels, dus aux troubles que ces polypes amènent par leur présence du côté des voies respiratoires et digestives — et enfin,

Symptômes généraux, qui n'ont été accusés que par les malades chez qui l'évolution lente des tumeurs n'a rendu leur extirpation indispensable qu'après un certain nombre d'années de développement.

Ces trois variétés de symptômes existent rarement complets chez le même sujet : souvent la vue ne donne aucun renseignement, et le toucher seul avec les signes fonctionnels dirige et commande l'intervention.

A la vue on constatera généralement que le polype se présente avec les caractères suivants :

C'est une tumeur d'un blanc grisâtre, parfois rosée ; mais dont l'aspect blanchâtre tranche le plus souvent avec la couleur rouge plus ou moins vif de la muqueuse pharyngée. Sa surface lisse, d'après les observations, était chagrinée dans le cas qui nous est personnel ; un très fin duvet la recouvre.

Avec l'aide de la loupe, on voit alors que la peau

qui sert de membrane d'enveloppe présente une série de petites élevures, entrecoupées de fins sillons à direction parallèle entre eux : c'est dans ces sillons que les poils s'insèrent. — La couleur, avons-nous dit, est blanc grisâtre ; notons qu'elle ne subit aucune modification dans son aspect sous l'influence des cris du sujet ou dans les efforts qu'il fait.

Ces caractères sont le plus souvent parfaitement visibles, soit que le polype fasse saillie hors de la bouche, entre les lèvres, formant comme une deuxième langue au dire des parents, soit qu'il pende en arrière du voile du palais. Mais dans quelques cas (observation de Richard Otto — observation personnelle) il est si profondément situé, ou si bien enclavé dans une des gouttières latérales du pharynx, qu'il est impossible de le voir, même en ayant soin de déprimer fortement la langue avec un abaisse-langue.

On doit alors avoir recours à un autre procédé d'exploration : le toucher digital. — En introduisant avec précaution le doigt dans la cavité buccale, on sentira que d'un côté ou de l'autre, une des gouttières pharyngées est remplie par une masse anormale ; au lieu d'une excavation, il existe une saillie. En même temps qu'il nous donne ce renseignement, il nous permet de reconnaître que cette masse est ferme, présentant quelquefois des points plus résistants ; ils correspondent à des portions cartilagineuses ou osseuses qui forment la charpente de la tumeur. Conduit avec précaution, le doigt pourra alors le plus souvent déterminer le point d'insertion du pédicule, puis contournant l'extrémité inférieure de la tumeur, comme dans le cas du Dr Ripault, il arrivera à l'énucléer de sa loge, la faire saillir en avant, où la vue viendra compléter les renseignements que le toucher avait déjà procurés. — Cette exploration digitale est difficile, car elle peut contribuer pour beaucoup à augmenter l'asphyxie lorsque le polype vient à obstruer en partie le larynx. Dans un cas de Hartley, il fallut répondre à l'indication la plus pressée, et ce ne fut qu'après la trachéotomie faite, que l'exploration put être pratiquée.

Les signes fonctionnels peuvent en effet devenir les symptômes prédominants, ou même être les premiers qui attirent l'attention des parents du jeune malade. Ils sont tous causés par les troubles que détermine la présence du polype soit dans le larynx, soit dans les voies digestives. Ils peuvent n'apparaître que tardivement : la raison s'en trouve dans la hauteur à laquelle se fait l'insertion de la tumeur; elle croît lentement et ce n'est que très tard qu'elle détermine de la gêne (Obs. de White, d'Arnold, de Barton); ils seront au contraire précoces, si l'insertion inférieure du polype vient le mettre en rapport avec les orifices supérieurs des voies respiratoires ou du pharynx (Obs. personnelle).

Du côté des premières, la tumeur déterminera de la toux, des crises de suffocation, une asphyxie plus ou moins imminente.

Du côté du pharynx, elle amènera des envies fréquentes de vomir; ou si le malade est âgé, et que la consistance de la masse soit suffisante, de la dysphagie. Chez l'enfant, la diarrhée, les convulsions peuvent se montrer, sans compter les troubles de développement dus au retentissement sur l'organisme de cette gêne de la respiration et de la déglutition.

Nous avons vu plus haut que dans les cas de Barton et d'Abraham le malade déjà adulte se plaignait d'éprouver, en outre des phénomènes précédents, des troubles divers consistant surtout en douleurs de tête avec sensation de plénitude fort gênante. Ce sont les seuls symptômes fonctionnels que nous ayons pu relever.

Il existe toujours une absence totale de troubles quelconques du côté du nez.

Ajoutons pour compléter les signes physiques précédemment énumérés, que la simple inspection du voile du palais pourra montrer dans quelques cas les malformations que nous avons signalées au chapitre Etiologie : malformations portant sur la luette qui peut manquer, sur le voile du palais qui peut présenter des adhérences avec le polype, ou être considérablement abaissé (Lannelongue).

Chez l'adulte enfin, car cela sera facile, chez l'enfant quand l'âge le permettra, ces différents procédés d'exploration devront toujours être accompagnés d'un examen au laryngoscope, et d'un examen rhinoscopique complet.

L'examen laryngoscopique permettra de fixer le point d'insertion du pédicule, et seul il pourra faire voir les taches cutanées que Abraham par exemple a signalées entourant l'origine de sa tumeur.

Toutes ces méthodes combinées contribueront à l'exactitude du diagnostic, et guideront l'intervention.

ANATOMIE PATHOLOGIQUE

Après la description symptomatologique que nous avons donnée des polypes dermoïdes du pharynx, il ne nous reste, au point de vue anatomo-pathologique, que peu de caractères objectifs à signaler. Nous avons, en effet, décrit leur aspect, leurs dimensions, leur volume, leurs points d'insertion. Lorsque nous aurons ajouté qu'ils sont toujours unilatéraux et toujours uniques, du moins dans les cas que nous avons relevés, nous aurons énuméré tous les renseignements que leur étude macroscopique nous fournit.

Leur structure histologique présente les caractères suivants :

Extérieurement un revêtement cutané, d'épaisseur généralement normale : il comprend une couche épidermique superficielle, quelquefois plus épaisse au niveau de la gaine des poils et formant de légères écailles épidermiques (cas de Barton); au-dessous de celle-ci un stratum malpighien, avec des cellules cylindriques basales, vivement colorables par les réactifs ordinaires. Dans le stratum granulosum, Abraham a remarqué un

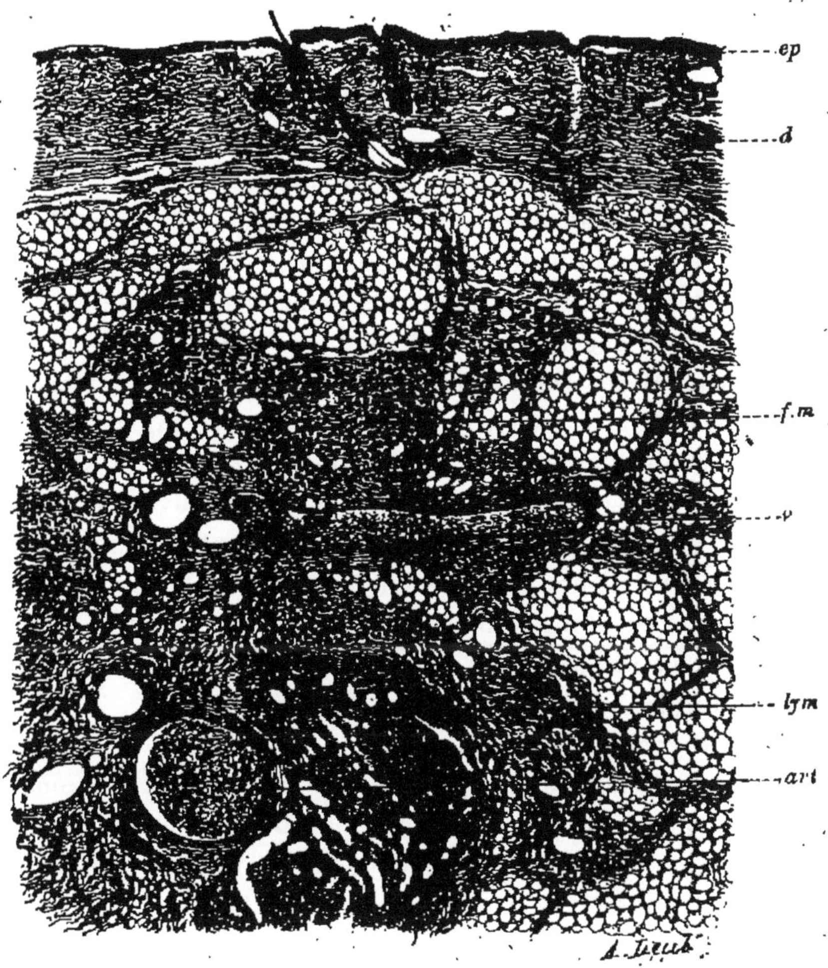

FIG. 1. — COUPE TRANSVERSALE.

ep, épiderme ; *d*, darme ; *f.m.* fibres musculaires striées ; *v*, veine
lym, production lymphoïde ; *art*, artère.

assez grand nombre de granulations noirâtres intra et extracellulaires ; il pense que l'abondance de ces granulations est en rapport avec l'abondance des particules de poussières qui traversent les voies respiratoires supérieures, et qui par suite viennent se déposer sur la surface extérieure de la tumeur.

Une membrane basale nette sépare l'épiderme d'une portion assez épaisse qui constitue le derme.

Abraham décrit de petites papilles dues à de petites élevures dermiques ; nous en avons constaté dans notre observation. De nombreux poils traversent l'épiderme pour aboutir au derme ; ils ne sont pas pigmentés et présentent autour de leurs follicules des glandes sébacées. Il est facile sur ces coupes de retrouver de petits muscles érecteurs dirigés obliquement à travers la couche dermique pour venir s'attacher à la partie inférieure du bulbe. Abraham avait constaté environ deux glandes sébacées par poil, sur nos coupes il n'en existait qu'une par follicule.

Signalons enfin des glandes sudoripares, peu abondantes ; mais par contre une vascularisation très intense de toute cette portion. Nous n'avons pu sur aucune de nos coupes reconnaître d'éléments nerveux.

Au-dessous du derme, une couche plus ou moins abondante de tissu cellulaire lâche sépare cette portion d'une portion centrale beaucoup plus épaisse ; elle contient dans ses mailles de grosses vésicules graisseuses. A l'œil nu, elle est parfaitement visible et elle faisait hernie sous forme d'un bourrelet jaunâtre, dans la pièce que nous avons eu l'occasion d'examiner. De grosses veines sillonnent cette couche, puis progressivement le tissu cellulaire se tasse et se transforme en tissu conjonctif dense. Ce dernier contribue à former la portion centrale de certains polypes dans quelques cas; dans d'autres, de nombreux faisceaux de fibres musculaires striées viennent s'interposer et contribuent à former le squelette de la tumeur, ils disparaissent généralement au niveau du pédicule. Dans notre cas, ces faisceaux étaient très nombreux, ils entouraient des vaisseaux aussi très abondants, et une grosse artériole avec une production lymphoïde latérale, occupait le centre de la tumeur. D'après une série de coupes sériées que nous avons pratiquées, il nous a semblé que cette dernière production était disposée en spirale autour de l'artère centrale.

Mais dans plusieurs observations nous voyons que non seulement des fibres musculaires, mais encore du véritable cartilage, parfois même de l'os, occupent cette portion médiane. Ce cartilage peut être un obstacle à l'ablation de la tumeur quand il s'étend jusqu'au niveau du point d'insertion du pédicule, par la résistance qu'il oppose au fil de l'anse galvanique ou de l'écraseur.

La présence dans l'intérieur du polype de tissu musculaire strié, de cartilage, ou d'os, n'a rien qui doive nous surprendre; elle contribue à nous montrer la parenté de cette tumeur avec les arcs branchiaux qui se transforment eux-mêmes en ces différents tissus.

La région de la muqueuse qui entoure le point d'implantation du polype est généralement normale; dans une observation cependant, celle d'Abraham, elle était modifiée. Un tégument véritable formait une série de plaques disposées autour de cette surface d'insertion, présentant à l'examen laryngoscopique l'aspect et la coloration du revêtement cutané du polype. Nous nous appuierons plus loin sur ce fait quand nous étudierons la pathogénie de ces productions, pour nous aider à comprendre le mécanisme de leur évolution.

PATHOGÉNIE (1)

La pathogénie de ces tumeurs dermoïdes ne peut se comprendre facilement qu'en étudiant la formation embryologique de la cavité buccale et du cou, ainsi que les malformations congénitales des fentes branchiales. L'embryologie nous laissera reconnaître aux dépens de quels arcs branchiaux se développent les principaux organes de cette région ; l'étude des malformations congénitales des fentes branchiales nous permettra de projeter pour ainsi dire à l'intérieur de la cavité buccale et du pharynx les lignes de direction de ces fentes ; ces données venant à se compléter, nous aurons ainsi en main tous les éléments pour rechercher comment et aux dépens de quel arc branchial se sont produites ces tumeurs dermoïdes suivant le siège qu'elles occupent.

Nous rappellerons donc sommairement que chez un embryon de la 4ᵉ semaine environ, on peut voir se dé-

---

(1) Pour toute la bibliographie de cette question, consulter l'important mémoire de Kostanecki et Mielecki : *Virchow. Archiv*, t. CXX et CXXI. Tendeloo. *Thèse*, Leide, 1894. Louys. *Rev. de Chirurgie*, n° 12, 1899.

velopper sur les parties latérales du cou quatre saillies sous forme de bourrelet, se dirigeant en avant vers sa face ventrale.

Ces 4 bourrelets, dus à un épaississement du mésoderme, sont constitués par 3 couches : une externe ectodermique, une moyenne mésodermique bien développée, une interne endodermique. Ils représentent ce que l'on a désigné sous le nom d'arcs branchiaux. Entre eux existent des rainures décrites encore sous le nom de fentes branchiales. Sont-ce de véritables fentes, c'est-à-dire à ce niveau la portion ectodermique communique-t-elle directement avec le fond de la rainure endodermique, ou mieux la surface tégumentaire communique-t-elle avec la cavité céphalo-entérique ? Les opinions anciennes de Rathke, de Huschke, de Durasy, de Kölliker, le laisseraient à penser. Mais les travaux récents de His, de Rabl, de Horn, de Piersol et même de Kölliker, dans un mémoire plus récent, ont prouvé que la communication n'existe pas, et qu'à l'état normal cette fente est obturée par une véritable membrane : simple voile tendu entre les 2 arcs branchiaux et dû à l'union intime par adossement réciproque des 2 feuillets : l'un externe ectodermique, l'autre interne endodermique.

Cette opinion est aussi celle à laquelle se rallie Broca dans son article sur le développement de la face et du cou dans le Traité de chirurgie.

La dénomination de *poches branchiales,* internes ou externes, conviendrait donc mieux pour désigner les fentes branchiales ; elle ne donnerait lieu à aucune équivoque.

Nous signalerons cependant que quelques auteurs, Fol, de Meuron, Kastchenko, Liessner, ont observé une perforation de la première et de la seconde membrane interbranchiale;

Rückert de même, une perforation du deuxième sillon, et enfin Zimmermam une fente entre les premiers et deuxièmes arcs branchiaux.

A l'état normal, sauf pour les premiers arcs branchiaux, l'épithélium de revêtement des fentes disparaît complètement.

Si nous avons si longuement insisté sur cette question de la fermeture complète ou non de ces fentes branchiales, c'est qu'elle nous a paru présenter un intérêt assez considérable pour l'explication pathogénique d'une des observations que nous relatons. Dans un cas en effet, celui d'Abraham, l'auteur fait remarquer que par l'examen pharyngé à l'aide du laryngoscope, on pouvait constater à côté du point d'insertion du polype dermoïde, au niveau de la partie antérieure de la trompe d'Eustache, des épaississements cutanés, l'un d'eux pouvant peut-être répondre au point même d'implantation de la tumeur. La présence de ces épaississements cutanés, d'origine nettement ectodermique, pourrait s'expliquer parfaitement si par suite de l'absence de fermeture de la fente branchiale à ce niveau, la partie ectodermique avait pu venir faire saillie au niveau de la cavité buccale primitive. Qu'il y ait eu une malformation analogue à celle que signalent Fol, de Meuron, etc., précédemment nommés, c'est ce que nous pouvons supposer, et nous sommes même, croyons-nous, autorisés à nous demander si, comme condition prédisposante à la production des tumeurs que nous étudions, il ne faudrait pas faire intervenir cette absence de coalescence des revêtements ectodermiques et endodermiques en un point circonscrit d'une fente branchiale.

Sans insister sur le développement particulier de chaque arc branchial, développement qui sortirait de notre sujet et qu'on trouvera décrit d'une manière si claire et si complète dans l'article de Broca, nous rappellerons seulement quels sont les organes qui chez l'adulte proviennent de ces arcs branchiaux.

Le premier arc fournit à lui seul deux bourgeons, l'un supérieur, le bourgeon maxillaire supérieur, l'autre inférieur, le bourgeon maxillaire inférieur. Le bourgeon maxillaire supérieur donne lui-même naissance à deux autres bourgeons : ptérygopalatin et palatin par l'intermédiaire desquels nous verrons se former deux os : l'os palatin et l'aile interne de l'apophyse ptérygoïde. Le squelette du maxillaire inférieur est primitivement représenté par un cartilage : le cartilage de Meckel, autour duquel se développera dans le segment antérieur le maxillaire inférieur et aux dépens duquel le segment postérieur donnera le marteau et l'enclume.

Le deuxième arc forme pour sa part : l'étrier, l'éminence pyramidale avec le muscle de l'étrier, l'apophyse styloïde et l'appareil suspenseur de l'os hyoïde, c'est-à-dire le ligament stylo-hyoïdien. Cet arc était représenté au début par une production cartilagineuse analogue au cartilage de Meckel, c'est le cartilage de Reichert. Signalons particulièrement que par son bord interne ou pha-

ryngien cet arc constitue les piliers antérieurs du voile
du palais (Prenant (1), Tourneux) (2).

Aux dépens du troisième arc se développeront : la
partie de la paroi latérale du pharynx qui se continue
avec la racine de la langue, au point où le nerf glosso-
pharyngien pénètre dans la langue, les grandes cornes
de l'os hyoïde et le muscle staphylo-pharyngien. D'après
les auteurs précédents et d'après Landois, le pilier postérieur du pharynx dériverait du troisième arc branchial.
Cette conception ne peut résister à la remarque suivante : si l'on admet que les fossettes de Rosenmuller et
les fossettes sus-amygdaliennes dérivent de la même
poche branchiale, il est impossible de comprendre comment ce pilier dériverait d'un arc branchial qui viendrait
dans ces conditions couper la poche branchiale. Il est
donc plus simple d'adopter l'opinion de His pour qui les
piliers postérieurs sont complètement indépendants, et
proviennent des apophyses palatines du maxillaire supérieur qui, au niveau du plan médian, ne se soudent pas.

Tels sont les organes auxquels donnent naissance les
arcs branchiaux : essayons maintenant de déterminer à
l'intérieur de la cavité bucco-pharyngée le trajet des
poches branchiales endodermiques. Ce trajet étant connu
ainsi que les dérivés branchiaux, nous pourrons alors
établir un schéma de ces fentes analogue à celui que
Cusset ou Sutton avaient figuré pour représenter leur
trajet externe. Le schéma de ces auteurs est malheu-

---

(1) PRENANT. *Anatomie Hum. de Poirier*. Tube digestif.
(2) TOURNEUX. Précis d'embryologie.

reusement inexact, car on sait aujourd'hui que la place
de l'orifice externe est essentiellement variable, ne répon-
dant en aucune façon aux fentes branchiales primitives,
puisque cet orifice n'est simplement qu'une persistance
partielle du sinus précervical.

Ce trajet des fentes branchiales peut s'appuyer sur
deux sortes de données :

La première nous est fournie par l'embryologie directe,
avec His (1).

Une traduction à peu près littérale de cet auteur
nous fournit les localisations suivantes :

a) « Aux dépens de la première poche interne, se for-
« ment d'une part la trompe d'Eustache avec la caisse
« du tympan, d'autre part la partie postérieure de ce
« sillon en forme de V qui sépare le corps de la langue,
« de la racine de cet organe.

b) « Les restes de la deuxième poche, sont la fos-
« sette de Rosenmuller et la fossette sus-amygdalienne ».
Celle-ci chez l'adulte est sujette à de grandes variations,
sa profondeur se modifie suivant le degré de prolifération adénoïde qui formera l'amygdale.

c) « Moins marqués sont les restes du troisième
« sillon : à ces restes appartient l'espace placé en avant
« du Plica nervi laryngii ». Nous verrons plus loin à
quelle région correspond cette dénomination de His.

d) « De la quatrième poche enfin et de son annexe le

---

(1) His. Anatomie Menschlicher Embryonen. *Arch. für Anat. und phys.*,
1891.

« fundus branchialis dérive le sinus pyriformis ». Il est situé au-dessous et en arrière du repli laryngé et est encore désigné sous le nom du recessus de larynx.

La seconde donnée nous sera fournie par l'étude des cas de fistules rapportés par les auteurs et constatés soit sur le vivant, soit sur le cadavre.

En ce qui concerne la première fente branchiale : Kostanecki et Mielecki (1) concluent : « Qu'il faut considérer le conduit auditif externe et l'oreille moyenne ainsi que la trompe d'Eustache comme une fistule borgne externe de cette première fente ».

Virchow a rapporté un cas où il existait une fistule complète. L'orifice interne dans cette observation était situé un peu en avant et au-dessous de la trompe d'Eustache. S'agissait-il là d'une fistule en rapport avec la première fente ? His paraît en douter, ayant cru remarquer que l'orifice indiqué sur la figure accompagnant le cas de Virchow était trop bas. Kostanecki et Mielecki font observer que Kunkel a montré que chez l'enfant l'orifice tubaire se trouvait au même niveau que le voile du palais, et que dans le cas précédent la trompe d'Eustache manquait à la place normale.

Nous pouvons donc admettre que l'orifice tubaire représente l'orifice pharyngien de la poche interne de la 1re fente branchiale.

Plusieurs cas vont nous permettre de déterminer la

____

(1) Kostanecki et Mielecki. *Loco citato*. Pour toute la bibliographie de cette question, se rapporter aux deux mémoires de ces auteurs.

situation de la 2° fente branchiale dans sa portion bucco-pharyngée, mais faisons remarquer de suite que dans aucun d'eux nous ne nous occuperons de la situation de l'orifice externe ; cet orifice n'étant qu'une dépendance partielle du sinus précervical.

Serre a vu une injection colorée sortir dans l'arrière-gorge au-dessous des amygdales.

Larrey, Berkley Hill et Lesser ont noté que l'orifice interne se trouvait à droite à côté de la langue.

Koslowsky a pu faire pénétrer une sonde jusqu'au pilier postérieure : mais n'a pu franchir l'orifice interne, seule une injection de lait pouvait y passer.

Katholicki a constaté une petite fente à la partie supérieure du pilier postérieur.

Neuhofer, Schrotter, Watson ont signalé sur le cadavre des cas de fistules branchiales venant s'ouvrir au niveau d'une petite fossette située au niveau du pôle supérieur de l'amygdale, fossette désignée sous le nom de fossette sus-amygdalienne.

D'après Kostanecki, ce serait là le siège le plus fréquent des fistules branchiales.

La 3ᵉ fente branchiale, ou pour mieux dire la 3ᵉ poche endodermique branchiale, n'aurait jamais donnné lieu à des fistules, vestiges de son existence antérieure. C'est nous le savons, aux dépens de cette poche que se développent les ébauches du thymus. Ilis, nous l'avons déjà dit, a montré que toute la portion de la fossette pharyngée située au-dessus du Plica nervi laryngii était un vestige de la troisième fente branchiale. Que désigne-t-il sous ce nom ?

C'est un repli que détermine le nerf laryngé supérieur en soulevant la muqueuse pharyngo-laryngée ; d'après Henle il est obliquement étendu de la base du cartilage thyroïde, jusqu'au sommet de la grande corne de l'os hyoïde.

En ce qui concerne la 4ᵉ poche, His considère la fossette située au-dessous du pli du laryngé supérieur comme le vestige de cette 4ᵉ fente. Là encore aucune observation de fissure pharyngée n'a pu permettre d'en fixer exactement le siège.

La réunion de tous ces faits tant embryologiques que pathologiques nous permet d'esquisser le schéma suivant(1), auquel il suffira de se rapporter pour se rendre compte aux dépens de quel arc branchial se sont développées nos tumeurs dans les différentes observations que nous relatons à la fin de notre thèse.

C'est en effet aux dépens des arcs branchiaux qu'il faut admettre que ces tumeurs se développent. On doit, croyons-nous, séparer complètement leur pathogénie de celle des tumeurs complexes qui peuvent se montrer au même niveau ; sous le nom de tumeurs complexes nous voulons comprendre avec MM. Lannelongue et Ménard, les tératomes des cavités de la face, depuis les kystes dermoïdes compliqués, jusqu'à ces cas désignés encore sous le nom d'épignathies par Geoffroy Saint-Hilaire, et où l'on trouve des fragments de fœtus bien constitués venant s'insérer à une portion quelconque de la cavité

---

(1) Nous tenons à remercier ici notre ami et collègue le Dʳ Cunéo, qui a bien voulu nous aider de ses conseils et revoir avec nous ce schéma.

pharyngée. Ce sont là des monstruosités parasitaires pour l'explication desquelles il faut faire intervenir soit la théorie de la diplogénèse de His et Geoffroy Saint-Hilaire, soit la théorie de l'enclavement de Verneuil.

L'origine de nos tumeurs nous parait beaucoup plus

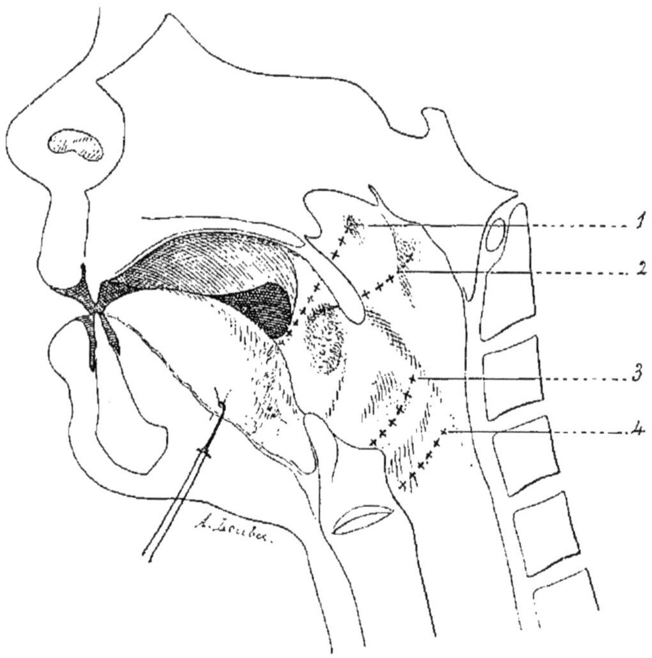

Fig. 3.

1. Tracé schématique de la première fente branchiale, étendu de la trompe d'Eustache à la partie postérieure du V lingual.

2. Même tracé de la deuxième fente, étendu de la fossette de Rosenmuller à la fossette sus-amygdalienne.

3. Troisième fente, au-dessus du plica nervi laryngii.

4. Quatrième fente, au-dessous du même pli.

simple, et leur compréhension est grandement facilitée par l'étude de petites productions que le Pr Lannelongue a si bien étudiées : nous voulons parler des fibro-chondromes branchiaux. Sous ce nom en effet, cet auteur désigne des productions congénitales, constituées par des petits appendices remarquables par leur siège sur le trajet des fentes embryonnaires. Signalons déjà l'analogie de rapport entre les deux productions et les fentes branchiales ; l'analogie de structure n'est pas moins curieuse.

Les fibro-chondromes branchiaux sont en effet constitués par une enveloppe cutanée et par un stroma fibreux ou cellulo-adipeux, renfermant presque toujours un axe cartilagineux.

Existe-t-il un organe normal, développé sur le trajet d'une fente embryonnaire qui présente la structure de ces fibro-chondromes branchiaux ? Depuis les recherches de His, nous sommes fixés sur ce point. Cet auteur a en effet montré que l'oreille externe a son pavillon constitué aux dépens de six petits tubercules, développés d'abord isolément autour de l'extrémité supérieure de la première fente brachiale. Le pavillon de l'oreille résulte de la coalescence de tous ces petits tubercules : or la structure des fibro-chondromes est identique à la structure de cet organe.

« D'un autre côté, nous dit le Pr Lannelongue, les fibro-chondromes étant, comme l'oreille externe, situés sur le trajet des fentes branchiales, il y a tout lieu de rapprocher l'une de l'autre ces deux productions embryonnaires, l'une normale, l'autre anormale, et d'admettre qu'elles proviennent l'une et l'autre d'un processus embryogénique identique dans les deux cas. »

Il nous semble qu'il en sera de même pour nos productions dermoïdes intrapharyngées. Nous savons qu'une grande partie de la poche branchiale est recouverte par une membrane ectodermique ; supposons qu'au niveau d'une de ces poches une portion du mésoderme qui forme l'arc branchial se développe d'une façon anormale et évolue revêtue de son enveloppe cutanée vers l'intérieur de la bouche comme le ferait une végétation ; ainsi se trouveront réalisées les conditions nécessaires pour qu'un véritable polype, continuant à augmenter pendant la vie intra-utérine, soit constitué tel que nous le voyons décrit dans nos observations.

Le revêtement ectodermique donnera naissance à la peau, avec ses poils, ses glandes sébacées et sudoripares ; le mésoderme branchial fournira les vaisseaux, les muscles, le cartilage, et même l'os constituant la portion centrale de la tumeur.

La présence de peau au niveau des régions entourant le pédicule, comme dans le cas d'Abraham, s'expliquerait facilement par la persistance de portions ectodermiques en ce point.

Quant à la cause déterminante de ce développement anormal, nous ne pouvons que penser, avec le Pr Lannelongue, qu'il s'agit probablement ici « d'un trouble de nutrition survenu dès la période blastodermique, ayant produit une simple végétation d'un arc branchial ».

Les autres cas que nous avons signalés, dans lesquels le polype s'insérait, soit à la voûte palatine (1), soit à l'os maxillaire (2). nous paraissent susceptibles d'une inter-

---

(1) Cas de Clérault, de Mauché, d'Illera.
(2) Cas de Davis.

prétation pathogénique identique. Il s'agit là aussi d'une malformation due au développement de débris méso-dermiques venus des arcs branchiaux ou de leurs bour-geons recouverts d'une couche épidermique, et ayant évolué vers la cavité buccale. Ces faits semblent donc venir absolument confirmer l'hypothèse que nous avan-çons.

ÉVOLUTION ET PRONOSTIC

La structure des polypes dermoïdes du pharynx explique leur évolution progressive : abondamment vascularisés, il n'existe aucune raison pour que d'eux-mêmes ils s'atrophient et disparaissent spontanément. Ils s'accroissent au contraire graduellement, surtout en longueur ; proéminent alors davantage dans la cavité buccale, jusqu'au jour où leurs dimensions sont devenues telles que les troubles fonctionnels qu'ils entraînent par leur présence soient assez graves pour nécessiter une intervention chirurgicale.

La précocité de ces troubles dépend de deux conditions.

La première, c'est le siège même du polype. On comprend facilement que plus l'insertion sera haut placée, moins la tumeur aura chance de venir obstruer soit les voies aériennes, soit les voies digestives.

La seconde dépend du volume présenté au moment de la naissance. En raison de l'accroissement continu, plus le volume sera réduit, plus la tumeur sera longue à atteindre les voies précédemment indiquées.

Cependant cette marche habituellement lente peut dans quelques cas être modifiée. Sous une influence inconnue, mais comme cela se rencontre du reste dans une autre variété de productions analogues, les kystes dermoïdes, le polype présente tout à coup un accroissement rapide. L'observation de Barton est un cas typique de ce genre : ce n'est qu'à l'âge de 22 ans que la tumeur par son développement a obligé la malade à venir consulter.

Dans une autre observation, celle de Lambl, le polype se détacha spontanément. Cette évolution est absolument anormale. L'auteur ne donne aucun renseignement sur la cause possible de cette chute. Seule, pensons-nous, une infection de la tumeur avec sphacèle consécutif pourrait peut-être servir à expliquer cette exception.

Les polypes dermoïdes du pharynx n'entraînent pas par leur nature même un pronostic sérieux : il n'en est pas de même pour les troubles que leur présence peut déterminer. Souvent méconnus chez l'enfant quand leur point d'insertion est bas situé, ils peuvent ne se révéler que par un brusque accès d'étouffement, nécessitant une intervention d'urgence ; quelquefois même la trachéotomie immédiate est le seul moyen auquel on puisse avoir recours tellement l'asphyxie est imminente. Dans notre observation personnelle l'enfant avait bien présenté des quintes de toux, des vomissements, consécutifs à la présence de son polype, mais l'opération ne fut pas faite dès la première visite du Dr Ripault. Les parents avaient seulement été prévenus des dangers possibles : quelques jours plus tard, l'événement se réalisa : le polype étant venu se placer au niveau de l'orifice du larynx, l'enfant asphyxiait, il fallut intervenir sans perdre de temps. Si chez l'adulte le danger est le même puisqu'on a signalé la mort par asphyxie, le pronostic paraît cependant moins grave que chez l'enfant, car il est atténué par la facilité plus grande que trouve l'opérateur à opérer dans des limites moins étroites.

DIAGNOSTIC

Le diagnostic des polypes dermoïdes du pharynx est bien plus difficile à faire chez l'enfant que chez l'adulte. Chez l'enfant en effet, les conditions d'un examen complet sont impossibles à réaliser : deux sortes de renseignements existent seuls : ceux que fournissent l'examen direct et le toucher d'une part, et d'autre part les troubles fonctionnels.

Il est évident que la constatation, dans la bouche d'un nouveau-né, d'une tumeur ferme et résistante, venant repousser la langue et faire saillie en avant entre les deux lèvres, recouverte extérieurement d'une enveloppe cutanée et de poils follets, fera de suite penser à un de ces polypes dont nous avons entrepris l'étude. Le toucher habilement conduit, venant montrer que cette production est mobile par une de ses extrémités, tandis que par l'autre elle se continue par un pédicule jusqu'au niveau du pharynx, confirmera le diagnostic.

Mais dans certains cas, nous avons vu que le toucher seul pouvait arriver à expliquer la cause des troubles fonctionnels graves, en montrant qu'une des gouttières pharyngées est occupée par une tumeur assez résistante sous le doigt, alors que l'examen de visu ne donne rien. C'est dans ces conditions difficiles qu'on essaiera à plusieurs reprises de contourner l'extrémité inférieure de la tumeur, de la faire basculer en avant, de l'énucléer pour ainsi dire, et si ce moyen réussit, fixant solidement avec une pince l'extrémité qui vient faire saillie, on recherchera les caractères que nous avons décrits.

Chez l'adulte, le diagnostic est beaucoup plus facile ; l'âge du malade fait qu'il oppose bien moins de résistance à l'examen, les dimensions de la cavité buccale et du pharynx permettent de varier les méthodes à employer. En effet, aux renseignements que fournissent la vue et le toucher, se joindront ceux que donne l'examen laryngoscopique. On pourra ainsi déterminer bien exactement le point d'implantation du pédicule ; nous rappellerons que dans l'observation d'Abraham, ce dernier examen seul permit de reconnaître la présence de placards cutanés au niveau de la partie antérieure de la trompe d'Eustache. L'absence de signes fonctionnels autres que ceux déterminés par la tumeur ; le bon état général du sujet ; l'absence de toute adénopathie en rapport avec l'organe atteint ; tous ces symptômes viendront joindre la valeur de leur témoignage aux signes déjà fournis pour aider au diagnostic.

Ils permettront en effet d'éliminer les affections suivantes, qui ont été bien résumées dans une thèse récente de Montbouyran (1).

---

(1) Montbouyran. Tumeurs rares du naso-pharynx. Paris, 1895.

Tout d'abord les *polypes naso-pharyngiens*. On se souviendra qu'ils s'accompagnent toujours de troubles de l'olfaction ; dans nos cas, rien de pareil. Par leur évolution rapide ils déterminent souvent des déformations nasales considérables et ont tendance à envahir les cavités voisines : ils saignent facilement. Vient-on à pratiquer l'examen direct, ou la rhinoscopie postérieure, on constate que la tumeur présente une apparence lisse et grisâtre, rouge par places ; le pédicule s'insère sur les choanes, et souvent les rapports que le polype présente avec les parois osseuses font que ces dernières déterminent à sa surface des sillons, des anfractuosités.

Les *polypes fibro-muqueux* se distinguent des précédents par une évolution plus bénigne, par leur peu de tendance aux hémorragies.

Dans les deux cas, l'absence de tout revêtement cutané différenciera de suite ces productions d'avec les polypes dermoïdes.

On a signalé à la partie postéro-supérieure du pharynx des *productions kystiques* dont les conditions étiologiques sont mal connues : s'agit-il d'une oblitération de l'orifice de la bourse de Luschka, ou d'une oblitération d'un orifice glandulaire, ou d'une raréfaction en ce point du tissu lymphatique (Montbouyran)? La question n'est pas tranchée. Ces kystes peuvent siéger soit au niveau de la ligne médiane, soit au niveau de la fossette de Rosenmuller. La rhinoscopie postérieure en montrant que la production est translucide, d'aspect rouge ou gris jaunâtre, avec des arborisations vasculaires à sa superficie, et le toucher digital en permettant de reconnaître la sensation que donne une poche pleine de liquide, fera faire immédiatement le diagnostic.

Cette recherche de la fluctuation permettra en outre, lorsque les signes fournis par la vue manqueront, chez l'enfant par exemple, d'éliminer de suite si elle fait défaut, les *abcès rétro ou latéro-pharyngiens,* un *abcès ossifluent* symptomatique d'un mal de Pott cervical, une *tumeur anévrysmale.*

On ne confondra pas la fausse sensation de fluctuation que donne un *lipome* avec celle que l'on peut percevoir dans les cas précédents. Il y a là une mollesse toute spéciale qu'un doigt exercé devra reconnaître.

Parmi les tumeurs solides, susceptibles d'être rencontrées au niveau du pharynx, nous ne voyons plus à signaler que des *fibromes,* souvent pédiculisés, mais plus résistants aux doigts et en tout cas jamais recouverts d'une enveloppe cutanée véritable, des *fibro-lipomes,* des *angiomes,* des *enchondromes* ou des *ostéomes* ; ce sont des tumeurs exceptionnelles, présentant toujours l'absence du même caractère.

Quelques tumeurs malignes : *sarcomes, carcinomes* ou *épithéliomes,* peuvent se développer au même point. Elles s'accompagnent toujours de douleurs vives, de retentissement ganglionnaire, d'une cachexie rapide. Adhérentes aux organes voisins, elles saignent facilement, et s'ulcèrent de même.

Le diagnostic de leur variété ne sera souvent tranché que par un examen histologique secondaire à l'intervention.

Telles sont les productions susceptibles d'être con-

fondues avec les nôtres ; il faut reconnaître que leur diagnostic sera souvent rendu plus difficile qu'on ne pourrait le croire par les conditions mêmes dans lesquelles
le chirurgien est souvent appelé, c'est-à-dire lorsque les
troubles fonctionnels sont tels qu'ils nécessitent une intervention d'urgence. Nous croyons cependant qu'il sera
possible, après un examen méthodiquement conduit, en
suivant la marche que nous avons indiquée, et lorsque
par une trachéotomie préalable, comme dans le cas de
Hartley, on aura paré au plus pressé.

TRAITEMENT

Le seul traitement à instituer pour les polypes dermoïdes du pharynx est l'extirpation ; le moment seul de l'intervention est à discuter. Il est évident que si la tumeur ne détermine par sa présence aucun trouble fonctionnel, on pourra différer l'opération, mais le sujet ou les parents, s'il s'agit d'un enfant, devront toujours être sur le qui-vive ; à la moindre menace d'accidents sérieux et immédiats, il faut intervenir.

Si la suffocation est telle qu'un dénouement fatal soit à redouter immédiatement, on pratiquera avant tout une trachéotomie d'urgence. L'opérateur, tranquille de ce côté, pourra remettre à une date ultérieure, mais prochaine, l'ablation de la tumur ; le sujet aura eu le temps de se reposer et la facilité de l'intervention n'en sera que plus grande. Chez l'enfant comme chez l'adulte le tubage, qui actuellement tend de plus en plus à remplacer la trachéotomie, n'aurait aucune raison d'être employé ; le polype viendrait obstruer l'orifice supérieur du tube et les menaces d'asphyxie se reproduiraient. Il faut donc l'écarter absolument.

Par quels procédés faut-il intervenir ? Plusieurs peuvent être employés, soit qu'on ait recours à l'écraseur, à l'anse galvanique ou aux ciseaux. Le premier a été souvent employé par crainte d'une hémorragie secondaire ; il ne réussit cependant pas dans tous les cas. Nous voyons en effet dans plusieurs observations que si le pédicule du polype renferme un prolongement cartilagineux, la résistance opposée est trop considérable et qu'il y a lieu de craindre la rupture du fil métallique. La même raison s'opposera à l'emploi de l'anse galvanique.

Il faut donc mieux, d'après nous, avoir recours à la simple section du pédicule aux ciseaux, c'est le procédé le plus expéditif et le plus sûr en même temps, c'est celui que Morestin conseille. L'opération pourra dans quelques cas spéciaux, où le polype vient à obstruer les voies respiratoires, être facilitée par la position déclive du malade, la tête plus basse que le tronc ; cette situation, en faisant disparaître la tendance de la tumeur à venir obstruer les voies respiratoires, permettra à l'opérateur d'opérer avec plus de sûreté sur un malade moins effrayé par l'intensité des phénomènes dyspnéiques.

Les suites opératoires sont, nous l'avons vu, toujours bénignes et la guérison est complète. La cure est radicale, car on n'a jamais signalé de récidives.

OBSERVATIONS

Observation I (Ford).

Cette observation est rapportée dans le traité des kystes congénitaux de Lannelongue. Ford signale le cas d'un enfant nouveau-né qui présentait dans l'arrière-gorge une tumeur qui par son aspect rappelait celui du corps thyroïde, et dont la surface extérieure était recouverte de poils fins.

Observation II (Goschler).

Il s'agit dans cette observation d'un enfant de 10 jours qui présentait de la diarrhée, de la toux, des convulsions, et de plus des vomissements très fréquents.

En l'examinant, le D\u02b3 Goschler trouva au niveau de l'arrière-bouche une tumeur du volume d'une noisette environ, d'aspect blanchâtre et de consistance assez ferme. Lorsque la bouche de l'enfant était simplement ouverte, on ne pouvait voir la tumeur, même lorsqu'on avait soin de comprimer la langue avec un abaisse-langue : ce n'était seulement qu'au moment où l'enfant pré-

sentait des envies de vomir, que la tumeur se montrait.
Mais elle venait alors au même moment se placer à l'en-
trée du larynx, déterminant des phénomènes d'asphyxie
tels qu'il était nécessaire de la repousser avec le doigt
dans le pharynx pour que la respiration pût reprendre
son libre cours. L'examen attentif des narines et du larynx démontrait que l'obstacle au passage de l'air ne
provenait pas d'une malformation de ces deux organes.

Le 6 janvier 1865, le P\ Czermak examina à son tour
cette tumeur, et constata qu'elle s'insérait en haut et en
arrière du voile du palais, puis qu'elle se dirigeait de là
en avant, en bas, et à gauche contre le pilier de ce dernier. Il fit deux essais infructueux pour sectionner la tumeur au moyen d'une pince.

Le 8 janvier, on se décida à opérer. L'auteur résume
alors dans sa communication les caractères que présentait cette pièce avant l'opération : il s'agissait d'une tumeur pédiculée, de consistance dure, d'aspect blanc grisâtre, saignant à peine, et insérée d'après lui « selon
toutes probabilités, à la partie supérieure de la cloison
postérieure du pharynx ». L'opération fut très courte, le
pédicule fut sectionné avec des ciseaux. On constata
alors qu'il s'agissait d'une petite masse charnue, ayant la
forme d'un haricot, longue d'environ 6 centimètres, large
de 3 et épaisse d'environ 3 millimètres. Elle était recouverte d'une enveloppe cutanée avec des poils abondants
visibles à l'œil nu : l'examen microscopique vérifia cette
structure, et y démontra la présence de glandes sébacées, tandis que la portion centrale était formée de tissu
conjonctif dense.

Dans le reste de l'article, l'auteur fait remarquer combien il est extraordinaire de trouver des poils sur cette tumeur, et il rapporte différents cas où l'on put constater la présence de poils sur des organes qui normalement en sont dépourvus.

OBSERVATION III (LAMBL).

Il s'agit d'une petite fille de 6 mois, chez qui l'on avait remarqué depuis l'âge de 4 semaines une tumeur située dans la cavité buccale.

Son pédicule arrondi remontait derrière le voile du palais; son insertion ne put être précisée. Spontanément, cette tumeur se détacha, et l'on put constater que la tumeur était constituée par une portion centrale formée de tissu cellulo-adipeux et de vaisseaux, et d'une portion périphérique enveloppant la précédente, présentant la structure de la peau, avec ses poils, ses glandes sébacées et sudoripares.

OBSERVATION IV (ARNOLD).

On peut ainsi résumer l'observation de l'auteur : une fillette de 13 ans présentait à la partie postéro-supérieure du voile du palais, à gauche, une petite tumeur d'aspect piriforme. On constatait qu'extérieurement elle était recouverte de peau, avec poils, glandes sébacées et glandes sudoripares : sur une coupe, on trouvait, au-dessous de cette couche superficielle, du tissu cellulaire lâche rempli de vésicules graisseuses, des fibres musculaires striées et à la partie centrale formant en quelque sorte l'axe de la tumeur du tissu cartilagineux.

OBSERVATION V (OTTO REINHARD).

Sur une épignathie.

L'auteur rapporte, sous le titre d'une épignathie, l'observation d'un enfant mort-né, anencéphale, qui présentait les malformations suivantes :

Par la bouche largement ouverte, on voyait sortir entre les lèvres une volumineuse tumeur qui remplissait environ la moitié droite de la cavité buccale et qu'on pouvait voir remonter jusqu'au niveau du voile. Cette tumeur présentait deux tubérosités latérales, une gouttière médiane terminée à la partie postérieure par un autre tubercule médian. Unie à la partie moyenne de la voûte palatine par un petit septum médian, la masse remonte en écartant latéralement la voûte palatine, ainsi que les piliers du voile du palais dont toute la portion médiane, y compris la luette, manque complètement et vient se terminer en haut et en arrière par un pédicule rétréci au niveau de « la cloison postérieure de l'arrière-bouche, contre la base du crâne ». La partie inférieure en rapport avec le dos de la langue est reliée au plancher de la cavité buccale par une mince cloison.

Le revêtement de la partie de la tumeur qui sort par la bouche est formé par une peau brunâtre recouverte en tous points de poils fins et serrés : la portion intrabuccale était recouverte par une peau plus claire, mais ne présentant pas de poils.

La palpation digitale des différentes parties permet de sentir des noyaux de consistance différente. L'examen histologique va nous en donner la raison.

On constate, en effet, que le tégument d'enveloppe est bien de la peau avec de petits poils, des glandes sébacées et des glandes sudoripares. Le tissu adipeux sous-cutané est peu développé.

Dans la cavité buccale, les poils disparaissent peu à peu. Les portions les plus résistantes sont constituées par du tissu conjonctif et des fibres musculaires striées, ainsi que par endroits par des particules osseuses; les portions les plus molles sont de véritables kystes renfermant une masse jaunâtre analogue à du miel, formée de cristaux d'acides gras.

En résumé, dit l'auteur, nous sommes en présence d'un anencéphale présentant une tumeur curieuse, pas très grosse, s'insérant à la cloison postérieure de l'arrière-bouche, reliée au palais et à la pointe de la langue, et faisant saillie hors de la bouche. Un tégument extérieur cache un contenu très divers formé de tissu conjonctif, de muscles, de vaisseaux, d'os et de cristaux d'acides gras.

OBSERVATION VI (BARTON)

Tumeur rare du pharynx.

Cette observation est rapportée complète par Abraham, dans le *Journal of Phys. and Anat.*, 1881, p. 244. La voici telle que l'auteur l'a présentée :

« Il s'agit d'une tumeur fraîchement enlevée apportée à l'auteur par M. Barton, chirurgien de l'hôpital Adélaïde, à Dublin. De forme ovoïde, elle mesurait 32 millimètres sur 15 et 20 de hauteur. Au centre de son point d'implantation, on trouvait sur la coupe un nodule cartilagineux ; toute la surface extérieure était recouverte de poils fins. Les autres caractères macroscopiques sont décrits dans l'observation suivante que m'a remise M. Barton.

Margaret M. C., âgée de 22 ans, domestique, me fut amenée par sa maîtresse se plaignant d'une sensation de pesanteur et éprouvant des douleurs dans la tête, qu'elle rapportait à une tumeur de la gorge qui avait beaucoup augmenté depuis quelque temps. En lui faisant ouvrir la bouche et en déprimant la langue, on trouvait une tumeur occupant le pharynx, ayant environ les dimensions de la dernière phalange du pouce d'un adulte. De couleur blanchâtre, analogue à celle de la peau, elle contrastait étrangement avec la couleur du voile du palais et des piliers. Après introduction du doigt dans la bouche, je constatai que la tumeur était pédiculée et plus étroite qu'elle ne le paraissait. Elle me semblait s'insérer au tubercule basilaire de l'os occipital ou à la partie supérieure du pharynx. La jeune fille affirmait qu'elle avait toujours eu cette tumeur, mais qu'elle n'en avait jamais éprouvé d'ennui, sauf dernièrement quand elle s'était mise à augmenter.

Admise à l'hôpital, on procéda le lendemain à l'ablation de la tumeur.

La bouche ayant été grande ouverte, je n'éprouvai aucune difficulté à placer l'anse d'un écraseur autour de la base de la partie la plus étroite de la tumeur. Ayant alors saisi avec une pince la partie inférieure de cette masse, je serrai graduellement l'anse. Elle fut d'ailleurs enlevée avec difficulté, car au niveau du pédicule elle était si dure et si résistante, que le fil métallique ne put que la serrer vigoureusement. Enlevant l'écraseur, mais laissant le fil serré autour du pédicule, j'enlevai la tumeur d'un coup de ciseau courbe : le lendemain, j'enlevai la boucle du fil. La patiente quitta l'hôpital trois jours plus tard, tout à fait débarrassée des symptômes dont elle se plaignait ; l'ayant revue depuis, elle continue à se bien porter.

L'apparence que présentait cette tumeur était très remarquable et ne ressemblait à rien de ce que j'avais vu antérieurement. La masse occupait l'espace compris entre les piliers du gosier et contrastait étrangement par sa couleur et par sa surface avec le voile sous lequel elle apparaissait et avec les piliers du voile. La sensation donnée par le doigt qui l'explorait était celle d'une tumeur recouverte par la peau, faisant contraste avec la muqueuse située tout autour.

Après l'opération on ne put rien voir de son aspect par la bouche, puisqu'elle avait été sectionnée au ras du voile ; mais par le toucher digital, on put sentir le moignon, le suivre, sans pouvoir cependant arriver à localiser exactement son point d'implantation.

Rien à signaler du côté du nez, qui était absolument libre.

L'examen microscopique montra les caractères suivants :

Un nodule cartilagineux occupait la portion centrale. Entourant ce noyau, se trouvait une couche de tissu conjonctif : les cellules de ce dernier se continuaient graduellement avec les cellules cartilagineuses ; de même à la périphérie, les cellules conjonctives se transformaient elles aussi en tissu adipeux. Des bandes fibreuses, des amas de faisceaux musculaires striés, ainsi que de nombreux vaisseaux sanguins se croisaient dans toutes les directions. La préparation ne montra la présence d'aucun élément nerveux.

Le tégument, comme on pouvait s'y attendre par son aspect macroscopique est formé de tissu cutané ordinaire, c'est-à-dire : épiderme, chorion, poils follets nombreux, glandes sébacées bien développées et glandes sudoripares.

Toutes ces parties ne présentent qu'une légère différence avec leur état normal.

Dans l'épiderme, on trouve une certaine hyperplasie des cellules, la couche cornée est plus épaisse en certains points, surtout au niveau de l'orifice des poils, formant là de véritables écailles épidermiques. Cette transformation cornée et cette abondance de cellules est remarquable, en rapport, selon nous, avec « le manque d'attrition », par suite de leur situation. La couche de Malpighi est aussi bien formée ; les cellules basales cylindriques sont allongées. Par places, il semble exister une invasion suspecte de la peau par de petites cellules.

Les cellules profondes de la couche de Malpighi ne paraissent pas pigmentées, mais les cellules du stratum granulosum et celles du stratum lucidum possèdent des granulations noirâtres, intra et extracellulaires apportées probablement par l'air au moment où il traverse les voies respiratoires.

Le chorion avec ses papilles est très vasculaire, il est intimement traversé par les follicules pileux qui présentent leur structure type. Les poils sont délicats, minces et non pigmentés. Les glandes sébacées, au nombre de deux environ par follicules, s'ouvrent dans ceux-ci à différentes hauteurs, tantôt près de l'orifice, tantôt plus près du bulbe.

Les glandes sudoripares ont aussi leur structure ordinaire avec la portion glandulaire enroulée située dans le tissu sous-cutané.

Quelques parties de la tumeur montrent une infiltration considérable de petites cellules de tissu indifférent, ainsi que d'autres preuves de prolifération active; nous avons signalé plus haut que la pénétration en certains points d'éléments épithéliaux pouvait faire songer à la malignité.

La difficulté de concevoir comment et pourquoi une partie de la muqueuse pharyngée avait pu prendre les caractères et les fonctions d'une portion de peau véritable, m'a amené à penser que nous avions peut-être là un exemple d'une forme d'atavisme de tissu. La tumeur provenait du sommet du pharynx, près de la suture basilaire, dans le point où le bourgeon épiblastique, au moment où le fœtus se développe, contribue à former une partie du corps pituitaire. Quelques-unes des cellules de l'épiblaste ont pu persister puis se développer avec le caractère de l'épiderme ».

Observation VII (Abraham)

A la suite de l'observation précédente, dans le même article, l'auteur ajoute qu'il a eu l'occasion, peu de temps après avoir pratiqué cet examen histologique, d'examiner le pharynx d'une jeune femme au laryngoscope. Il remarqua en avant et un peu au-dessous de la trompe d'Eustache, trois fragments cutanés dont l'un, dit-il, « pouvait avoir les dimensions d'une pièce de trois pences » et plusieurs placards cutanés d'aspect blanchâtre qui les entouraient. Le plus large des fragments était probablement le restant d'un pédicule.

Abraham croit pouvoir affirmer que la tumeur provenait du bord du cartilage de la trompe. La muqueuse voisine était épaissie et surélevée, donnant au doigt la sensation d'une amygdale. Le conduit nasal ne présentait rien d'anormal, sauf que les méats inférieurs étaient particulièrement petits.

Observation VIII (White)

Tumeur dermoïde de la portion molle du voile du palais.

L'auteur montre une tumeur enlevée par M. Morrant Baker de la région palatine chez un enfant de 3 ans. Elle pendait derrière la luette, avait environ 2 pouces de long et provenait probablement de la partie postérieure du palais mou. L'examen microscopique a montré une structure analogue à la peau, pourvue de poils et de glandes, contenant de la graisse et du cartilage. Le Dr White n'a trouvé que peu de cas semblables.

Il pense « que cette tumeur a pris naissance au voi- « sinage de la trompe d'Eustache ; le type cutané de sa « structure étant dans ce cas en rapport au point de « jonction de l'hypoblaste et de l'épiblaste.

« Chez le lapin il existe à ce niveau 4 touffes de poils « et on peut considérer cette tumeur comme un cas de « réversion ».

M. Rushton Parker a vu une coupe d'une tumeur de cette nature, enlevée récemment par M. Bickersteth du pharynx d'un enfant.

OBSERVATION IX (SCHUCHARD)

Un polype pileux du pharynx.

Chez un enfant de cinq mois, né de parents sains, ne présentant aucune autre malformation de l'arrière-bouche et du pharynx, Schuchardt a rencontré une tumeur con- génitale qui parfois faisait saillie au-dessus de la langue, mais qui était le plus souvent avalée et déterminait de violents accès de suffocation. Il reconnut un polype dur, mince, d'aspect piriforme, inséré à la muqueuse de la cloison de l'arrière-bouche, un peu à gauche de la ligne médiane par un pédicule long de deux à trois centi- mètres. Il était revêtu d'une muqueuse lisse, rose pâle, tandis que la tumeur présentait un tégument couvert de poils follets qui avait tous les caractères de la peau. A la limite des deux portions, on constatait la présence d'une nodosité de la grosseur d'un grain de millet, dure et blanchâtre, tandis que le reste de la tumeur était mou.

Le polype fut enlevé aux ciseaux ; pas d'hémorragie, l'enfant put être ramené chez lui.

L'examen histologique montra que la tumeur était formée d'un noyau de fibres musculaires striées parallèles à sa direction et noyées dans une atmosphère de tissu adipeux. Du côté de la pointe les faisceaux musculaires se terminaient brusquement, du côté du pédicule ils dégénéraient en tissu conjonctif dense. La peau présentait tous les caractères du tégument externe : ainsi que des follicules pileux et des glandes sébacées. On trouvait en outre dans l'intérieur de la masse, sous le derme, des glandes en grappe assez volumineuses dont quelques-unes avec un conduit excréteur tourné en tire-bouchon.

Le tubercule dont nous avons parlé était constitué par du tissu conjonctif dense. Il n'y avait ni os ni cartilage.

Ce fait d'après l'auteur doit être considéré comme un exemple de monstruosité parasitaire, comme le degré le plus inférieur d'inclusion fœtale, qui constitue l'épignathie de Geoffroy Saint Hilaire. L'opinion la plus généralement acceptée pour la formation de cette épignathie serait la suivante : l'embryon arrêté dans son développement croît entre la vésicule cérébrale et l'intestin céphalique ; il s'insinue alors par sa partie antérieure au niveau de cet espace rétréci qui répondra à la région de l'hypophyse cérébrale.

Aucun fait semblable n'aurait été publié jusqu'ici.

OBSERVATION X (RICHARD OTTO).

Sur un polype pileux congénital du pharynx.

(Observation résumée.)

Enfant né le 26 décembre 1885 à Dorpat. A l'inspection de la cavité buccale, on vit en appuyant fortement sur la base de la langue, une tumeur s'élevant puis disparaissant facilement ; elle avait environ le volume d'une noisette et siégeait à peu près au point d'union de la luette et du pilier gauche du voile du palais.

La tumeur fut extirpée. Elle était recouverte d'un tégument blanchâtre analogue à de la peau, présentant des poils assez longs. Elle avait la forme d'un corps ovoïde, surmonté d'une autre portion en forme de coupole à large base : l'ensemble de la tumeur ressemblait à un cœur. Au sommet de la coupole, les poils très allongés avaient environ deux millimètres et demi.

Symétriquement placé se trouvait le pédicule de la tumeur, long d'environ deux millimètres : la peau à son niveau s'était légèrement rétractée.

L'ensemble de la tumeur mesurait deux centimètres sur à peine un centimètre d'épaisseur.

Les coupes microscopiques furent faites par le Dr Voss. Elles montrent la structure suivante : une couche épidermique mince, une couche de Malpighi bien développée, au-dessous un tissu conjonctif assez épais, présentant en quelques places des amas de cellules. En aucun point de la préparation on ne peut trouver de corps papillaire, tandis qu'il y avait en abondance des vaisseaux et des lymphatiques, ainsi que des fibres musculaires constituant les muscles érecteurs des poils. De nombreuses glandes sébacées sont annexées aux follicules pileux. L'auteur décrit ensuite assez longuement des formations glandulaires, qui d'après les caractères qu'il en donne ne peuvent être que des glandes sudoripares.

Le centre de la tumeur est constitué par un nodule cartilagineux piriforme, entouré de tissu adipeux, et de nombreux vaisseaux ; au niveau du pédoncule, ce cartilage s'amincit pour permettre le passage des vaisseaux. Quelques fibres musculaires striées se montrent aussi dans la couche adipeuse.

L'annexe, en forme de coupole dont nous avons parlé, présente une structure identique à la masse principale, moins le cartilage cependant.

Observation XI (W. de Roaldes)

Fibro-enchondrome d'origine branchiale.

(Observation analysée : in *Revue de Hayem*, 1897, t. 50, p. 289.)

Un enfant de 6 semaines présentait depuis sa naissance des troubles respiratoires, des crises de suffocation ; lorsqu'il commençait à crier on voyait dans sa gorge une tumeur mobile, se cachant dans l'espace rétro-nasal et émergeant à peine en arrière du voile du palais. Lorsque la crise se prolongeait, la tumeur pouvait descendre jusqu'au niveau du vestibule du larynx, et si l'enfant faisait des efforts de toux, la tumeur était propulsée en avant, reposant sur la base de la langue : son volume était égal à celui d'un pouce d'adulte.

La tumeur fut enlevée avec l'anse galvanique. On put alors constater qu'elle s'implantait sur le côté gauche, à la partie moyenne du pilier postérieur. Les troubles respiratoires semblent avoir définitivement disparu.

La tumeur ressemble à un pavillon auriculaire et a les mêmes dimensions que les pavillons du malade. Le tégument est composé du tissu cutané ordinaire avec épiderme, chorion, poils et follicules typiques, glandes sébacées et cartilage.

Il s'agit d'un tératome pharyngé, fibro-enchondrome branchial.

OBSERVATION XII (personnelle) (1)

Le nommé X...., âgé de quatre jours, fils d'un boucher d'une grande ville de province, ne présente à considérer dans sa famille aucune tare héréditaire. — Lui-même n'est atteint d'aucune malformation visible extérieurement. Dès le lendemain de sa naissance, ses parents remarquèrent qu'au moment où l'enfant poussait des cris, il lui sortait de temps en temps par la bouche une tumeur. Celle-ci était très nettement visible, car elle dépassait alors les lèvres ; son aspect était tel que les

____

(1) Nous tenons à adresser ici tous nos remerciements à MM. les D⁻ˢ Ripault et Morlot, qui ont bien voulu mettre à notre complète disposition leur si intéressante observation.

parents avaient cru à l'existence d'une deuxième langue.

Cependant, fait remarquable, cette tumeur ne faisait issue de la bouche que d'une façon assez rare, car le Dr Morlot, médecin de la famille, n'avait pu constater son existence que par le dire des parents. En présence de cette production, le Dr Morlot consulta le Dr Ripault.

Celui-ci à un premier examen ne put rien reconnaître de pathologique de visu; il essaya vainement avec un abaisse-langue de déprimer la langue, la tumeur resta complètement invisible. Sous l'influence de cet examen, l'enfant se mit à crier : ses cris n'eurent pas de meilleur résultat. — Le Dr Ripault pratiqua alors le toucher digital : celui-ci lui montra que la gouttière pharyngée n'était pas libre du côté gauche; il existait là une masse difficile à délimiter qui la remplissait. Après un examen assez difficile, il réussit enfin avec la pulpe du doigt à contourner la tumeur, à la faire basculer, de telle sorte que celle-ci vint tout à coup faire saillie hors de la bouche, énucléée pour ainsi dire.

Bien que ne provoquant aucun trouble fonctionnel momentané, elle remplissait en partie la cavité buccale. Elle présentait l'aspect suivant : c'était une petite masse grisâtre, légèrement rosée, lisse et unie sur la surface : sous l'influence des cris, des efforts, elle ne présentait aucune modification dans sa couleur, et ne devenait en aucune façon plus turgescente. De forme ovoïde, longue d'environ 5 centimètres, elle présentait à peu près les dimensions du petit doigt d'un adulte au niveau de sa grosse extrémité. Son poids fut évalué approximativement de 5 à 10 grammes.

Avec l'aide d'une pince à griffes, le Dr Ripault put faire subir une traction légère à cette production congénitale, et parvint à reconnaître qu'elle s'insérait par un pédicule allongé, mais large et épais à la partie inférieure et postérieure du pilier postérieur. Son insertion, relativement basse, expliquait que, sous l'influence de son poids seul, la tumeur habituellement venait se loger dans le pharynx, d'où elle ne sortait qu'exceptionnellement, venant de suite s'y réfugier entraînée par le mouvement de déglutition.

Pendant 10 jours, l'enfant ne présenta aucun trouble fonctionnel : la respiration et la voix étaient ainsi que la déglutition absolument normales ; quand brusquement le 11e jour l'enfant fut pris dans la nuit d'accès d'oppression suffisamment graves pour que le lendemain les parents effrayés l'amenassent chez le Dr Ripault.

Celui-ci, aidé du Dr Morlot, opéra l'enfant séance tenante. Après une ou deux tentatives, il énucléa de nouveau la tumeur comme il l'avait fait lors de son premier examen et la saisit dans une pince à griffes. Ayant alors enserré le pédicule par une anse d'écraseur, il écrasa ce dernier lentement et enleva la tumeur. Il put alors reconnaître facilement son point d'implantation.

Il ne s'écoula pas une goutte de sang : les suites de l'opération furent nulles, et la guérison absolument complète.

La pièce nous fut remise par le Dr Gouguenheim à qui le Dr Ripault l'avait envoyée en raison de sa rareté. Elle présentait les caractères macroscopiques suivants (voir fig. 1). Elle ressemblait à une figue, à grosse extrémité inférieure et arrondie. Depuis son pédicule, jusqu'au sommet, elle mesurait exactement 37 millimètres ; sur le vivant, elle devait être notablement plus longue, n'ayant pas subi la rétraction forcée que provoque l'alcool dans lequel on l'avait conservée. La longueur du pédicule lui-même était de 11 millimètres : il se continuait sans ligne de démarcation nette avec le corps. La largeur maxima était de 13 millimètres, au niveau du pédicule de 6 millimètres seulement. La consistance était molle, en rapport avec l'abondance de tissu cellulo-graisseux que l'on pouvait voir sur une coupe transversale. La peau qui en formait l'enveloppe extérieure était blanc grisâtre ; d'aspect ridée, chagrinée.

Elle présentait à sa surface une série de lignes parallèles formant de petites dépressions analogues aux figures que l'on trouve en examinant la face palmaire du pouce d'un adulte. Seulement là, par places, la dépression présentait un infundibulum d'où émergeait un poil follet visible à l'œil nu.

Sur une coupe transversale, on peut étudier facilement les parties constituantes de cette production. Le revêtement cutané mesure environ 1 millimètre d'épaisseur, il circonscrit un derme formé d'une mince couche conjonctive doublée d'un tissu cellulo-graisseux jaunâtre de 3 millimètres environ et qui fait pour ainsi dire hernie sur la coupe ; tandis que le centre est occupé par une masse plus résistante présentant exactement à sa partie médiane un petit orifice circulaire, nettement visible à l'œil nu et correspondant probablement à un vaisseau central.

Examen microscopique (voir fig. 2). — Cet examen a porté sur deux coupes, l'une transversale, l'autre longitudinale. Sur la coupe transversale nous constatons très facilement les différentes couches précédemment indiquées.

La peau présente un revêtement épidermique épais. La couche la plus superficielle est formée d'un grand nombre de lamelles qui ne persistent qu'en certains points, entraînées probablement au niveau des autres par le rasoir; au-dessous la couche granuleuse est fortement pigmentée, de nombreuses granulations se montrent dans le protoplasma : elle sont surtout abondantes à la périphérie des cellules dont elles indiquent les contours d'une façon remarquable. La couche de Malpighi est normale avec la rangée de cellules profondes cylindriques reposant sur une membrane basale. En aucun point nous n'avons vu d'amas de cellules embryonnaires signalées par Abraham. Le derme sous-jacent est très épais; il paraît présenter par places quelques rudiments de papilles. Il est formé de tissu conjonctif adulte, et est parcouru par de nombreux follicules pileux. Une seule glande sébacée est annexée à chaque poil; de places en places quelques fibres musculaires, constituant le muscle érecteur de ces poils, traversent le derme obliquement pour se terminer au niveau du bulbe.

Le derme est parcouru par de nombreux vaisseaux tant artériels que veineux; il présente enfin de nombreuses glandes sudoripares qui s'ouvrent au niveau de l'épiderme par une petite dépression très nette.

Nous n'avons pu, comme les auteurs précédemment

signalés, découvrir le moindre vestige d'organes appartenant au système nerveux.

Le tissu conjonctif de cette portion dermique se continue sans ligne de démarcation bien nette avec une couche sous jacente formée de tissu cellulo-graisseux. Quelques bandes conjonctives plus épaisses cloisonnent ces aréoles, elles servent le plus souvent de soutien à des vaisseaux capillaires : par places leur volume augmente considérablement, elles circonscrivent alors une série de faisceaux musculaires striés, disposés en groupes nombreux autour de la partie médiane.

Puis en se rapprochant de cette portion centrale, nous voyons le tissu conjonctif devenir de plus en plus dense; de nombreux vaisseaux traversent ses faisceaux, et apparaissent sous la forme d'ouvertures arrondies, béantes, sur la coupe transversale. Un, plus volumieux, artériel forme exactement l'axe de notre polype; il présente sur sa partie latérale droite un tissu nettement réticulé, rempli de cellules lymphatiques, qui n'est autre qu'une production lymphoïde parcourue par une série de fentes plus ou moins larges, véritables troncs lymphatiques.

La coupe verticale vient confirmer la description que nous venons de donner; elle la complète par certains détails. Elle permet en effet de reconnaître la striation des fibres musculaires, et nous montre que si en bas, vers le sommet du polype, elles atteignent presque la couche dermique, en haut elles s'arrêtent au niveau du point où se dessine le pédicule à environ 4 millimètres de l'endroit où a porté la section.

En résumé, il s'agissait bien là d'une véritable production dermoïde ; l'examen histologique le démontre. Si maintenant nous cherchons à localiser exactement d'après notre schéma le point d'insertion de cette tumeur, et si nous voulons en expliquer la pathogénie, il nous semble en nous rapportant à l'observation du Dr Ripault, qu'elle devait siéger à peu près au niveau de la partie postérieure de la fissure que nous avons désignée par le n° 3, au point où celle-ci croise le pilier postérieur du pharynx. La production se serait donc développée aux dépens d'une des deux lèvres de la troisième poche branchiale.

CONCLUSIONS

1° Il existe dans le pharynx des productions rares, pédiculées, revêtues d'une enveloppe extérieure cutanée et constituées à leur partie moyenne par du tissu conjonctif, des fibres musculaires striées, des vaisseaux et quelquefois par du tissu cartilagineux ou même osseux.

2° Ce sont de véritables tératomes.

3° D'après leur aspect et leur structure histologique, il nous semble qu'on peut les désigner sous le nom de *polypes dermoïdes* du pharynx.

4° Ils peuvent siéger à différentes hauteurs.

5° Leur point d'implantation présente les rapports les plus étroits avec le trajet des fentes branchiales. Ce rapport s'explique, si par analogie avec les fibro-chondromes branchiaux décrits par Lannelongue, on considère ces tumeurs comme une malformation due à un développement anormal du mésoderme branchial, recouvert de son ectoderme primitif, vers la cavité buccale, au niveau d'une des quatre fentes branchiales supérieures de l'embryon.

www.ingramcontent.com/pod-product-compliance
Ingram Content Group UK Ltd.
Pitfield, Milton Keynes, MK11 3LW, UK
UKHW022355070726
13614UKWH00003B/1188